Mindfulness y la **Supraconciencia**

Adquiere el conocimiento para conectar con la supraconciencia y vivir en libertad

Yarod Fredrick

Dedicado a mis tres poderosos hijos:

Amelie,

Jir,

Ethan.

Yarod Fredrick Burgos

Economista, con varios posgrados gerenciales y de liderazgo, investigador en neurociencia y mitología, discípulo zen de transformación, coach de vida y mindfulness y también superviviente de varios terribles accidentes y situaciones difíciles a lo largo de la vida.

Durante +20 años he sido líder, director y formador de equipos de alto rendimiento en las empresas más reconocidas.

Y aunque desde niño he sido "un creyente" solo hasta luego de 45 años fue que pude reconocer el verdadero poder de la fe en mí. La cual he logrado entender y concatenar con la realidad de la ciencia y la supraconciencia.

Índice

Mindfulness y la Supraconciencia

Conéctate con el Universo y Vive en Plenitud

Yarod Fredrick

INTRODUCCION

Todos hemos experimentado situaciones desagradables o alguna presión emocional insoportable… tal vez aun sufrimos de algún dolor del pasado…

… y generalmente ese tipo de situaciones terminan desarrollando en nosotros algún mal hábito o peor aún, una adicción y las enfermedades derivadas de estas y del estrés.

La Organización Mundial de la Salud (OMS) estima que actualmente 1 de cada 4 personas en el mundo sufre algún tipo de trastorno mental, y que estas enfermedades son la principal causa de discapacidad y muerte prematura.

Y aunque en la mayoría de empresas y los sistemas de salud en el mundo, se buscan alternativas en pro del bienestar de las personas, lo cierto es que las tasas de mortalidad por enfermedades derivadas principalmente de estados emocionales, siguen en ascenso.

Tanto así que, si tenemos en cuenta solamente los trastornos por ansiedad y depresión, el incremento anual de casos, en los últimos cuatro años, ha estado entre el 14 y el 18% por año.

Los factores que contribuyen a este incremento son diversos e incluyen:

- Aumento del estrés

- Incertidumbre económica

- Crisis familiares

- Conflictos geopolíticos (regionales y mundiales)

- Falta de acceso a la atención en salud mental

Y obviamente, este deterioro en la salud mental del planeta, afecta directamente las familias, pero también la productividad y ambiente laboral en las organizaciones.

Pues este tipo de hechos, tienden a afectar principalmente a las personas en posición de liderazgo, sobre todo en aquellos que no invierten tiempo y esfuerzo para entrenar su cerebro y su mente.

Una encuesta de LinkedIn realizada en 2020 reveló que solamente el 50% de los colaboradores se encuentran satisfechos con sus líderes directos.

Mientras que un estudio de Deloitte, encontró que solo el 26% de los empleados millennials y de la generación Z, confían en que sus líderes empresariales estén preparados para enfrentar grandes desafíos.

Por eso cada vez se hace más necesario, tanto en el liderazgo corporativo como familiar, que quien debe guiar a los demás, aprenda a estar sano, tanto del estrés y afán por el futuro, como del dolor y traumas del pasado.

En lo personal, el estrés y el dolor me llevaron a empezar a consumir licor desde que era un niño de 5 años; a los 15 era adicto a la cocaína, a los 29 ya había sufrido dos sobredosis y me había convertido en alcohólico fisiológico…

…pero solo hasta después de los 45 pude entender, que si no le ponía un freno definitivo a este espiral de autodestrucción, simplemente iba a morir antes de llegar a los 50.

Y más allá de dedicar este libro a contar una historia personal, quiero brindarte un conocimiento valioso acerca de la energía que alberga nuestro interior, la cual es suficiente para que nuestra consciencia despierte y encuentre el camino de auto salvación.

El universo es demasiado poderoso y nosotros somos parte de él, pero si no conocemos las estrategias para explotar ese poder que ha sido puesto a nuestro favor y si no reconocemos nuestro potencial, vamos a pasar por esta vida con la simpleza de no haber vivido.

Acompáñame en este viaje de auto descubrimiento, analiza la información en cada uno de los capítulos. En algunos de ellos encontraras resúmenes de temas científicos y en otros pasos sencillos para aplicar el conocimiento a tu ejercicio diario de desarrollo personal.

Somos una luz tenue que fulgura en el espacio; diminuta pero poderosa, fugaz pero a la vez eterna.

yb.

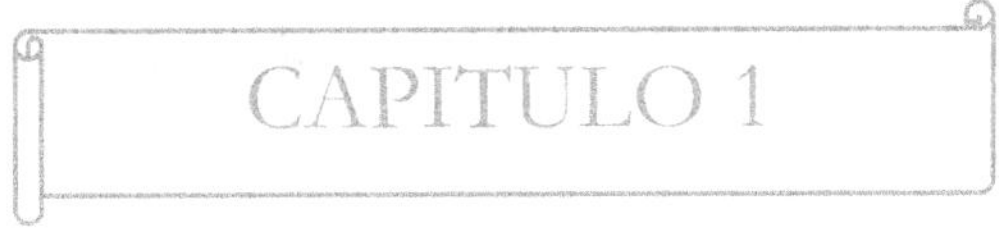

¿alimentar al ego o la consciencia?

En cierta ocasión le presentaron dos lobos a un viejo sabio, uno negro y uno blanco, retándolo a responder cuál de ellos ganaría una pelea entre sí.

El lobo negro era claramente más agresivo y salvaje mientras el blanco se notaba más sosegado y sagaz. Sin que el viejo mostrara mayor preocupación ni análisis al respecto, dio una sencilla respuesta: "deberá ganar al que alimenten mejor".

Cada uno de nosotros tiene la posibilidad de desarrollar dos tipos de mentalidad: Laególatra o la consciente, y cada quien sabe cuál debería ganar en nuestra vida, de acuerdo al alimento que le brindamos a cada una, cada día.

Cabe decir que todos tenemos el ego a flor de piel y por tanto existen más formas de alimentarlo a cada instante, en cambio la consciencia, tendemos a tenerla en cuenta solo unos pocos momentos en la vida y por tanto, generalmente, no le damos demasiado sustento.

Aun así, vamos a conocer el principal alimento para cada una de estos tipos de mente.

El principal alimento de la consciencia

Dos de los hombres que mejor aprovecharon el despertar de su consciencia y que enseñaron cómo hacerlo, fueron Gautama el buda y Jesús el cristo.

Buda dijo: "Yo soy médico no filosofo, no voy a filosofar sobre la luz, solo trataré de curar tus ojos."

Y Jesús expresó: "Si tu ojo está sano, todo tu cuerpo estará lleno de luz".

Estos grandes maestros descubrieron que la luz es el principal alimento para el intelecto consciente, porque la luz es justamente aquello que nos evidencia cosas que antes estaban ocultas, en medio de la oscuridad de la mente.

Cuando nos acercamos a la luz, simplemente podemos ver con mayor claridad, lo cual no solo hace que caigamos en cuenta en nuestros errores y oportunidades de mejora, sino que también desarrolla en nosotros el interés por descubrir la verdad.

Recordemos que Jesús dijo: Si conoces la verdad, esta te hará libre.

Quien se aleja de la luz, por miedo, pereza, o desinterés, simplemente esta destinado a ser la misma persona toda la vida y por ende nunca va a evolucionar.

Hoy hace casi 350 años, Baruch Spinoza fue un joven que no daba por sentada ninguna verdad de sus antepasados, y aunque solo tenía 20 años de edad, hablaba públicamente de una visión distinta de Dios, lo cual obviamente era considerado una completa herejía para su época.

Según Spinoza, el Dios verdadero, diría:

"¡Deja ya de estar rezando y dándote golpes de pecho! Lo que quiero que hagas es que salgas al mundo a disfrutar de la vida.

Quiero que goces, que cantes, que te diviertas y que disfrutes todo lo que he hecho para ti.

(…)

Deja ya de estar leyendo supuestas escrituras sagradas que nada tienen que ver conmigo. Si no puedes leerme en un amanecer, en un paisaje, en la mirada de tus amigos, en los ojos de tu hijito... ¡Cómo crees que me vas a encontrar en un libro!"

Y así, casi 250 años después de la muerte de Baruch Spinoza, cuando le preguntaban a Albert Einstein si creía él en Dios, simplemente respondía: "Creo en el Dios de Spinoza, el cual se revela así mismo en la armonía con la existencia."

No obstante, casi cuatro siglos después de que este joven pudiera tener una revelación tan impactante y novedosa, aún existen millones de personas (de todas las casi 5 mil religiones en el mundo) que prefieren seguir creyendo en un dios intransigente, violento y vengativo.

Todo por la excusa de tener argumentos para combatir con los que piensan diferente y alimentar su propio ego.

El alimento del ego

El principal alimento del ego, es siempre "tener la razón".

…cuando alguien pretende que jamás se equivoca, o que sus creencias son la verdad absoluta, simplemente se vuelve arrogante, y al final se convierte en una persona ignorante, pues no se concede a sí mismo, ninguna oportunidad de conocer ningún otro punto de vista y por ende rechaza cualquier cosa diferente a como fue criado y adoctrinado.

Leí estas palabras de un maestro: El ego siempre te dirá "Dios No existe" o te dirá "definitivamente sí existe Dios" pero nunca te dirá que probablemente no existe, o que posiblemente sí.

Y el ego puede ser tan poderoso, que logra distorsionar la realidad en la mente de cualquier persona, pues su insaciable hambre de reconocimiento, y hasta de veneración, puede llevar a alguien a una profunda tergiversación de la vida.

Por ejemplo, ser personas competitivas y esforzadas se puede considerar una gran virtud, pero cuando esto es dirigido por el ego…

…las personas pueden ser llevadas a un desequilibrio entre trabajo y vida personal, lo cual hace que cualquiera se sienta emocional en exceso…

…y esto lo lleva a estar irritable y de mal ánimo, tema que al final afecta sus relaciones y sus decisiones, o en el peor de los casos nos puede llevar a desarrollar traumas y enfermedades, incluso la muerte.

Como hace unos años que se conoció el caso de una periodista japonesa de solo 31 años, que murió luego de hacer 159 horas de "trabajo extra".

El caso lo divulgó la agencia de noticias Kyodo News aclarando que la reportera sufrió un paro cardiaco después de muchos días sin ningún descanso, pues ella quería ser la mejor.

Ahora bien ¿A cuál de los dos lobos, crees que debemos alimentar más?

CAPÍTULO 2

¿cómo surgió el mindfulness y con qué fin?

Aunque se considera que el origen del mindfulness ocurrió bajo la influencia del buda Siddharta Gautama, tal vez no se pueda decir que exista un inventor o único fundador, pues en la humanidad siempre ha habido quienes fomentan el deseo de evolucionar a través de la comprensión y la consciencia.

Esos hombres han desarrollado la autoconsciencia para sí mismos y luego sienten que deben enseñarle a otros. Por eso, esta necesidad de observación, posiblemente subsista desde inicios de la civilización humana.

El término mindfulness es básicamente la traducción al inglés de la palabra 'sati' que en pali (idioma en el que se registraron las enseñanzas de Buda) significan 'atención plena' y presencia del corazón.

Hoy día la práctica de la atención plena, es algo que no solo genera un gusto especial en la mayoría de personas, sino también una disciplina que ha demostrado desatar paz, salud y un mayor grado de felicidad en quienes la ejercitan.

El maestro Lao-Tse, seis siglos antes de Cristo, dijo: "Si estas deprimido es porque vives en el pasado, si vives con ansiedad es porque estás en el futuro, pero si estás en paz, es que lograste vivir en el presente".

Como ya conocemos, el principal promotor del mindfulness fue Buda, casi 300 ac. Y lo hizo con un único propósito: Ayudar a las personas a que no sintieran más dolor. Pues Gautama el buda, observó que el dolor emocional era todo lo que le impedía a las personas ser felices.

¿Has visto Kunfu Panda? cuando el maestro Oogway dice: "el futuro es incierto, el pasado es historia y el presente es un obsequio, por eso se llama así".

Un obsequio, que generalmente es difícil de apreciar, pues no estamos acostumbrados a experimentar que estamos vivos, en este preciso momento.

Cuando nos percibirnos vivos, que respiramos, pero a la vez que hacemos parte de la existencia y que ella a la vez nos respira, nos siente, y palpitamos juntos, es que entendemos que somos parte del equilibrio del Todo.

CAPÍTULO 3

¿qué gano con meditar?

La mayor parte del estrés y la ansiedad que experimentamos, están relacionados con lo que pensamos de nosotros mismos y de nuestra relación con todo lo que nos rodea.

Según Sam Harris, autor del best-seller 'The Moral Landscape': "El ruido incesante de las conversaciones del pensamiento en tu cabeza, interfiere con tu capacidad para percibir la realidad tal como es."

La meditación ayuda a calmar el parloteo interno y las falsas percepciones de uno mismo.

Las creencias falsas son una de las principales causas de estrés emocional y esto conduce a frustración y depresión. Desarrollar la atención plena es una de las herramientas más efectivas para evitar que esto suceda.

Cuando estamos pensando una vez más, en todas las razones que nos hicieron infelices alguna otra vez, la meditación es una potente herramienta para liberarnos de esas emociones reprimidas.

Así nos redimimos del resentimiento y la ira asociados a pasados recuerdos.

Según las investigaciones, esta forma de descanso y paz mental incluso ayuda a prevenir y combatir trastornos como el Alzheimer y el ADD (Trastorno por Déficit de Atención).

El crecimiento de la práctica de meditación durante los últimos 50 años en occidente ha afianzado su aceptación en todo el mundo.

Y lo mejor es que podemos estar meditando conscientemente aun cuando estamos caminando, dibujando, jugando con nuestra mascota, bailando o incluso trabajando.

Se puede decir que cualquier actividad que nos ayude a vivir plenamente en el momento presente constituye meditación. Hay varias estrategias que facilitan el ejercicio pues crean un entorno propicio para despertar nuestra verdadera naturaleza.

CAPITULO 4

¡el malvado Billy activó una bomba de tiempo!

Cesar era un bogotano sencillo que ahorró todo un año para alcanzar a completar la cuota inicial de su carro último modelo, quería viajar con Victoria su esposa y Julián su pequeño de 4 años, por los paisajes más lindos que recordaba desde niño en aquellos paseos con su familia.

Con orgullo le mostró su automóvil azul, a familiares y compañeros de la oficina, esperando con ansias las vacaciones que tendría en solo un par de meses, para comenzar su travesía por varios pueblos y otras ciudades.

El pequeño Juli, como generalmente le decían Cesar y Victoria a su hijo, era uno de los más contentos con el nuevo integrante de la familia y ya le pedía a Cesar que le enseñara a manejar a 'Billy', como había bautizado al flamante carro azul de su papá, al parecer por un programa de tv donde salía un carrito con ese nombre.

Billy cumplía dos meses desde que fue llevado del concesionario directamente al hogar de Cesar y siendo un domingo soleado, su dueño aprovechó el cielo despejado para darle un apropiado embellecimiento, luego de obsequiarle a Julián un carro de juguete que era igualito al de papá. El niño también a ese lo llamó Billy, pero le añadió 'hijo'.

Cesar orgulloso del trabajo que había hecho por la brillante apariencia que mostraba su auto, se dedicó luego a charlar y tomar unas cervezas con sus vecinos. Juli también estaba entusiasmado y aunque para Victoria era un domingo de lo más normal, estaba también excitada con las prontas vacaciones en familia.

Juli luego de lavar con bastante champú a 'Billy hijo' se acercó al carro grande diciéndoles a ambos: "¡Ahora jugaremos juntos a carreras!". Estuvo por varios minutos rodando su juguete alrededor del carro de su papá, lo que le ocasionó varios rayones.

Cuando Cesar vio la travesía, corrió hacia él arrojándole el juguete de la mano con un solo golpe, lo que siguió con palmadas fuertes que le cubrían las manos desde más arriba de las muñecas. Adicionalmente le gritaba iracundo. Cesar parecía sentir algo como un ultraje, algo como "te pasaste conmigo".

El pequeño se quejaba a gritos, más que por el dolor, por un pánico que le producía la mirada frenética de aquel que hasta hacía poco lo había tratado siempre con cariño. Fueron largos los segundos para Juli, hasta que Victoria corriendo y maldiciendo lo arrebató con rabia de las garras de su padre irascible. Lo llevó a casa para consolarlo.

Cesar se encontraba metido en su carro, parqueado en el garaje, tal vez sí había sido un poco exagerado con su hijo, pensó, pero también Julián ya se encontraba exagerando una simple reprimenda, pensaba, pues más de una hora después seguía llorando y diciendo que le dolían las manos.

De repente Victoria se apareció con el niño en brazos increpándole que debían llevarlo urgente a un centro médico pues no dejaba de lamentarse. Se dirigieron al hospital sin cruzarse mirada, mucho menos palabras, pero ambos estaban preocupados por su hijo, quien seguía llorando al interior de aquel carro azul nuevo, que ya no producía alegrías.

Luego de un rato en la sala de espera, cada uno cerca a la puerta de acceso, pero alejados entre sí, vieron salir al doctor encargado quien luego de acercarse un poco a los esposos, en quienes era notoria su aguda discordia, les dijo: "Tal vez la noticia no sea la mejor pero por lo menos Julián va a estar bien pronto…" mencionó con un diminuto cambio de gesto en la boca.

El niño tiene golpes serios en sus extremidades superiores -prosiguió- que le produjeron una falla circulatoria la cual derivó en gangrena, no logramos controlar la infección, siendo la única solución para salvarlo de una complicación peor, la amputación de su mano derecha.

Victoria notó que se le doblaban las rodillas y como su espalda expedía un gélido sudor, habría dado sus dos propias manos si de eso dependiera salvar a su hijo. Cesar percibió algo como un martillazo en la frente que a la vez habría deseado que lo matara en ese mismo instante. Pero lo más raro para Cesar fue que le pareció, que esa siniestra emoción estaba en su interior desde antes, como el más oscuro de los recuerdos.

Cuando Julián despertó de la cirugía, Victoria tratando de simular el dolor lo mejor que podía, le habló dibujando una sonrisa que parecía dispareja con lo opaco de sus ojos.

El niño notó a su papá, quien lo miraba con pesar desde un lugar retirado, y le sonrió como si no hubiese pasado nada, su rostro mostraba la misma inocencia y amor de siempre. Cesar se le acercó, pero no podía hablarle ni sostener la mirada.

Juli le dijo con voz confiada: - Papi, cuando me crezca otra vez la manito ¿puedo volver a jugar con el pequeño Billy? Yo papito te juro que no vuelvo a dañar a tu Billy.

Cesar se estremeció con algo similar al pánico, pensó que si intentaba hablar solo lograría gritar de angustia, por tanto prefirió echarse a correr, se subió a su carro azul y aceleró a casa. Metió el carro al garaje, amarró una cuerda a una biga del techo, y se colgó del cuello.

Muchos podrían pensar "¡Qué horror!" y ciertamente lo es, pero lo más terrible es reconocer que cada persona en este mundo, sin excepción, podría ser una bomba de tiempo que se lastime a sí mismo, o a otros, incluso a quienes más ama.

La mayoría de ataques en el mundo, como violaciones, heridas físicas y emocionales e incluso asesinatos… son derivados de una mente sin control y muchas veces venidos de la propia familia o amigos.

El gobierno de la mente y sus emociones nos permite ser consecuentes y flexibles, evitando que debilidades y temores (que todos tenemos) tomen control de nuestros actos y palabras. De lo contrario vibraremos siempre en un constante tic tac, tic tac, tic tac…

CAPITULO 5

la diferencia espiritual entre observar y mirar

Se estima que alguien que vive hasta los 70 años, tiene en promedio sólo 10 experiencias de consciencia y descubrimiento, esas que algunos llamamos "revelaciones".

Pero aun así, estos poquitos momentos de revelación y discernimiento durante la vida, son los que generalmente ejercen los cambios más trascendentales en cada uno de nosotros y gran parte de las veces, estas vienen luego de las crisis.

La pregunta acá es sencilla: ¿A qué velocidad deseamos evolucionar? ¿una vez cada 7 años? ¿o de manera constante y a voluntaria durante toda la vida?

Una de las habilidades más valiosas que tenemos como seres humanos, es la OBSERVACIÓN...

Mirar es el simple acto donde nuestros ojos captan información sin que nuestra mente la procese de manera especial o le otorgue mayor importancia.

Observar, por el contrario, es un acto consciente, activo y deliberado. Implica enfocar nuestra atención en algo con el propósito de comprenderlo, analizarlo y absorber su esencia.

La observación es una herramienta fundamental para reprogramar nuestro cerebro y crear nuevas realidades en nuestras vidas. Al enfocar nuestra atención de manera consciente y observar el mundo con curiosidad y apertura, podemos:

- **Desactivar el "piloto automático"**: Evitar que los pensamientos y emociones automáticas controlen nuestras reacciones y comportamientos.

- **Acceder a un estado de mayor conciencia**: Experimentar el presente con mayor claridad y lucidez.

- **Transformar nuestras creencias y patrones mentales**: Quebrar pensamientos limitantes y adoptar nuevas perspectivas de poder.

- **Manifestar nuestros deseos**: Atraer a nuestras vidas aquello que deseamos con mayor facilidad.

Es por eso que la invitación es clara a cultivar la práctica de la observación en nuestro día a día. Esto sugiere simples ejercicios como:

- **Observar nuestro entorno**: Prestar atención a los detalles, colores, texturas y sonidos que nos rodean.

- **Observar nuestras emociones**: Identificar las emociones que surgen en nosotros sin juzgarlas ni reprimirlas.

- **Observar nuestros pensamientos**: Tomar conciencia de los pensamientos que pasan por nuestra mente sin aferrarnos a ellos.

- **Observar a las personas**: Interactuar con los demás con verdadera atención y sin prejuicios ni expectativas.

Al incorporar la observación en nuestras vidas, podemos despertar nuestra conciencia, fortalecer nuestra mente y crear una realidad más plena y satisfactoria.

En resumen, la observación es una experiencia profunda que transforma nuestra percepción generando un cambio en nuestro interior, o sea que es un momento de revelación. Algo sencillo pero poderoso, que nos debería suceder más de 7 veces en la vida.

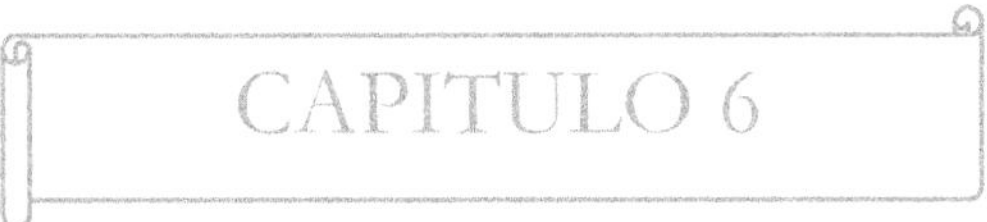

el mindfulness según la ciencia

Nuestro cerebro produce impulsos eléctricos que viajan a través de las neuronas, llamadas ondas cerebrales.

Cada impulso eléctrico es información que transita haciendo uso de cientos de miles de millones de conexiones entre neuronas para lograr ejecutar funciones determinadas.

El sistema nervioso vegetativo contiene dos sistemas: el simpático y el parasimpático. Las funciones de uno y otro son contrarias logrando así un balance funcional.

Uno de ellos establece su estrategia mediante prevención para casi todo, es el encargado de las alarmas y resguardar la vida, mientras el parasimpático dirige a un estado de atención, pero sin ningún pánico.

Para entenderlo un poco, imaginemos una terrible escena: Quedamos atrapados en medio de un incendio, el humo y calor son cada vez más espesos y además estamos asustados por no saber del estado de nuestra familia.

De pronto vemos como se abren las puertas y entran los bomberos apagando todo a su paso, uno de ellos me dirige hacía el exterior aclarando que todos los demás ya fueron rescatados y están bien.

Con un Encefalograma se vería que el cerebro ante el incendio tendría un alto nivel de agitación, activando su sentido de supervivencia, allí el ritmo de nuestras ondas cerebrales se encuentra en alto beta.

Al ver a los bomberos apagando las llamas y llevándonos afuera, las ondas cerebrales pasarían a un estado beta.

Pero ya abrazados con nuestros familiares en un lugar seguro, estaríamos en un ritmo alfa, hasta delta que es el de mayor de tranquilidad y en ese instante ni siquiera pensaríamos en todo lo que materialmente se perdió.

Aun así, ante este tipo de eventos trágicos es necesario que el sistema simpático, el que se altera, tome liderazgo, pues nos lleva a buscar la mejor opción de huida.

El problema surge cuando alguien se acostumbra a tener ese estado, donde la sola obligación de entregar un informe en el trabajo, o tomar una decisión simple, pueda llevarlo a un alto grado de nerviosismo, de afán y sentir necesidad de escape.

El mindfulness en momentos difíciles, logra que el sistema parasimpático tome mayor protagonismo, haciendo que se equilibre la tensión arterial y eliminando cualquier emoción o sentimiento extremista.

Con el tiempo, este nivel de sosiego, mejora los niveles de azúcar, activa el sistema inmune eficientemente, también corrigiendo nuestra habilidad social y la capacidad de aprendizaje.

CAPITULO 7

llegó el momento de conexión ciencia - espíritu

¿Sabías que hay más átomos en uno solo de nuestros ojos, que estrellas en todas las galaxias visibles?

¿Y conocías que el mayor componente de cada átomo es el vacío y la energía?

Es tanto el espacio vacío adentro de cada persona o cosa, que si lo elimináramos en todos los átomos de un edificio como el *Empire State*, este al final quedaría del mismo tamaño de un pequeño frijol.

Así mismo, cuando reconocemos que somos una fuente abundante de energía, por los casi 21.000 cuatrillones de electrones que giran dentro nuestro a unos 220.000 kms/hora…

… y aprendemos a llenar todo ese espacio que habita nuestro interior con luz, ocurre algo verdaderamente sobrenatural, pues en ese momento, logramos captar nuestro pertenecer a algo tan inverosímil y real, como la existencia y podemos conectarnos con ese equilibrio que hace que sea posible el cosmos, y viceversa.

Recordemos que un simple cambio de visión de nuestra realidad, nos ayuda a equilibrar las emociones, eliminando los sentimientos extremos y haciendo que nuestro ser se 'sintonice' con alguien o algo superior.

CAPITULO 8

¿cómo aprovechar la ciencia cuántica en nuestra meditación?

Si hiciéramos crecer el tamaño de un átomo hasta que cada electrón alcanzara el diámetro de unos 10 centímetros, la distancia que habría entre dicho electrón y su núcleo, sería más o menos la misma que hay entre Bogotá e Ibagué acá en Colombia, o entre Madrid y Valladolid en España y estamos hablando de un solo átomo.

Ya sabemos que la matemática del universo es demasiado extensa, casi infinita, como cuando escuché de niño a Carl Sagan explicando lo que es el numero googole y a su vez el sorprendente gogole plex, cuya cifra es representada por un uno con tantos ceros que si desde el inicio del universo, que fue hace 13.800 millones de años, se hubiera empezado a escribir cada segundo un cero, en este momento hasta ahora iría escrita solo una fracción del google plex, pero aun así el google plex estaría casi tan lejos del infinito como el mismo número uno.

Y aunque el número de estrellas en el universo es muchísimo menor que un google plex, aun así, su cantidad es tan asombrosa que ninguna persona podría alcanzar a contarlas, una por una ni, aunque viviera durante mil millones de años.

Mas allá de conocer estos datos, el tema es intentar dimensionar, lo exuberante y majestuoso que es el universo y su ciencia.

32

Ya tenemos una idea (que es suficiente) acerca del vacío y energía que habita en cada persona, pero aun faltan dos componentes que solo tenemos los humanos en esta tierra: la mente y el espíritu.

Como lo enseñó cristo, las oraciones no deben ser vanas repeticiones y para poder lograr conexiones cuánticas por medio de ellas, lo primero es entender lo que en realidad somos, y cómo poder aprovecharlo.

Hoy en día la ciencia, por medio de la física cuántica, ha demostrado de manera fascinante, que cualquier partícula que habita en cada persona, puede conectarse y hallar equilibrio de manera inmediata con una energía incluso al otro lado del universo ¡como si fuera magia!

Y esto aplica para distintas áreas de la vida porque la neurociencia también ha demostrado que lograr conectarnos con una consciencia superior…

…puede ser lo más trascendental para cualquiera que esté buscando su desarrollo personal, su evolución como ser humano, o simplemente cambiar algún mal hábito, tal vez dejar una adicción o sanar una enfermedad.

La oración cuántica da mayor eficacia a nuestras peticiones al universo, y tal vez el más grande maestro, ha sido Jesús el cristo, pues lograba materializar sus oraciones de manera tan inmediata…

… que sanaba cualquier tipo de enfermedad con solo tocar a los enfermos, siendo incluso capaz de multiplicar un par de peces y panes ante los ojos sorprendidos de casi diez mil personas para que se hastiaran de comer y les sobrara para luego.

Einstein, otro gran maestro, con su conocimiento y sabiduría, demostró que la energía tiene el poder de transformar la masa; en otros términos, que con la energía, de manera consciente, podemos transformar la realidad de la materia que nos rodea.

Lo más fascinante es que anteriormente los hombres de ciencia y los de fe, parecían enfrentar posiciones adversas, pero cada día se evidencia más que la ciencia es el principal instrumento para demostrar la realidad de la fe, y viceversa.

Y aunque sobre este tema aún hay mucho que hablar y por descubrir, por ahora te quiero explicar 5 pasos que ayudan a potenciar tu meditación y que logran que tu oración se conecte cuánticamente con la energía del todo.

Son pasos que debes incluir en tu meditación habitual y si aún no meditas puedes usar una guía que en YouTube hay varias muy buenas.

Recuerda que al incluir estos pasos podrás mejorar el tiempo de respuesta para tus milagros o para los cambios que te has propuesto en tu vida:

1. Desde antes de empezar se consciente de lo que en realidad eres, recuerda la tremenda energía que habita en ti y da gracias por ello.

2. En un nivel cuando te sientas cómodo, tanto al final de la inspiración como de la expiración, quédate unos segundos sin respirar y utiliza ese vacío y silencio para intentar visualizar lo que acabamos de entender, el espacio entre partículas, entre todo tu interior… realízalo entre 5 y 7 veces.

3. Intenta ver que todo ese vacío en realidad está lleno con tu propia energía.

34

4. Concéntrate y visualiza esa energía generando luz, la cual llena todo tu espacio interior y recuerda en ese momento que esa luz tuya es la misma de los trillones de estrellas que habitan en el universo.

5. Por último, realiza una oración que invoque el fluir del todo en ti.

Para terminar, solo recuerda que Jesús lograba tremendos actos de fe, porque primero entrenó por más de 16 años para alcanzar un nivel tal que le permitía moldear su realidad de manera casi inmediata.

O sea, que si deseamos transformar nuestra realidad, lo primero es empezar a entrenar. Porque además Jesús le prometió a quienes hemos creído en sus enseñanzas, que mayores cosas que las que él hizo, podríamos desarrollar con fe.

CAPITULO 9

la distracción es una de las peores enfermedades

Un estudio determinó que pasamos el 47% del tiempo en estado de distracción, y en ese estado de desatención (como entre dormidos y ebrios) compartimos con nuestras familias, trabajamos, conducimos nuestro auto, realizamos las compras, hacemos el amor.

Y seamos realistas, ¿acaso no es una enfermedad pasar casi la mitad de la vida (de lo que estamos despiertos) subsistiendo en completa ausencia?

Cuando estamos demasiado distraídos para ver la realidad, hacemos que una misma situación (o posesión) pueda ser buena y a la vez mala, ocasionándonos emociones como dicha, al tiempo que frustración o profunda rabia.

Aunque son muchos los casos podemos mencionar situaciones que generan sentimientos adversos como tener trabajo, la pareja, emprender, criar hijos…

De hecho, existen muchos casos en el mundo, de personas que odian a sus papás por algo ocurrido en el pasado, especialmente a sus madres, y esto hace que se conviertan en personas muy infelices porque en el fondo sienten que en realidad (la mayoría de las veces) deberían sentir amor y compasión por ell@s.

36

Cuando dejamos de estar concentrados en el pasado, que es la mayor influencia para estar distraídos, seguramente observaremos una imagen clara donde antes veíamos un escenario exagerado.

Es posible que esa mamá, bien sea por ignorancia, descuido, o por su propio ego, haya podido lastimarnos de alguna manera, sí.

Pero lo más probable es que nunca fue su intención. Y así reconocemos que, por encima de todo, el amor y la compasión deben ser nuestro estado natural en esta vida y mucho más hacía, tal vez una persona que lo que más ha hecho es preocuparse por nosotros.

Cuando permanecemos enfocados en el presente, podríamos ver si estamos cometiendo los mismos errores con nuestros propios hijos u otras personas.

Pues es un síntoma del ego juzgar más duramente a las personas a quienes más nos semejamos, o terminamos siendo afines a aquello que más odiamos.

Como yo, que de niño aborrecía a mi padrastro alcohólico y violento, para al final terminar siendo demasiado parecido a él.

Cuando Lao-Tse explicó las virtudes del presente, lo hizo 'no filosófica' sino clínicamente.

Pues hoy día las mayores causas de depresión y suicidio nacen en aquellas mentes enclavadas al pasado.

Y así mismo, los más escalofriantes resultados derivado de la ansiedad y el estrés, surgen en el temor de pensar demasiado en el futuro próximo.

Como lo dijo Osho: El presente no es un tiempo de verdad para la conciencia ordinaria… ellos conciben el futuro como una prolongación del pasado… mientras que para una mente evolucionada, solo el presente existe.

CAPITULO 10

¿te agobia tomar decisiones?

Los mayores dones de la raza humana son el lenguaje y el poder de decisión. El lenguaje nos permite todas las manifestaciones del intelecto y de los sentimientos, mientras las decisiones son aquello "concedido" por el libre albedrío.

Y aunque ya existan algunos estudios que insinúen que el libre albedrío no es una realidad, el ser humano, por lo menos en esta etapa de la evolución, debe creer en él y sentir que puede aprovecharlo.

En todo caso, las decisiones en ocasiones terminan siendo una carga muy pesada.

Hay una parte en la biblia que dice: "Ahora pongo delante de ustedes el camino de la vida y el camino de la muerte... (decidan pues)"

Y díganme si esto no lograría amedrentar a cualquiera, pues aunque existen decisiones que suelen ser trascendentales para la vida, la religión te pone a escoger entre el cielo o el infierno.

Esa disyuntiva de elegir entre vida y muerte, cielo e infierno, placer o tormento, realmente puede agobiar a cualquiera, por eso es importante considerar inicialmente separarlas en dos opciones:

Las decisiones que realmente son esenciales y las que son del diario vivir, como si jugo de mango o tomate, medias azules o negras...

Sobre las que son trascendentes, hay dos elecciones: Nos dejamos enredar con la angustia y la preocupación o imponemos el ejercicio de la inteligencia consciente y el don de la fe, para permitirnos confiar en nuestras fortalezas y habilidades.

Entendiendo que debemos tener claridad en lo que podemos o no cambiar, como reza la plegaria de la serenidad:

Señor, concédeme serenidad para aceptar todo aquello que no puedo cambiar, valor para cambiar lo que soy capaz de transformar y sabiduría para entender la diferencia.

Cuando Buda utilizaba la palabra "fe" era *śrāddha*, significaba confianza en uno mismo. Porque el primer ser en quien debemos confiar es en nosotros mismos, así creamos en Dios, porque como reza un versículo:

Aquel que busca a Dios es necesario que crea que lo merece.

CAPÍTULO 11

¿cómo reprogramar el cerebro y tener una vida plena?

Reprogramar tu cerebro no solo es posible, sino que es una herramienta poderosa para transformar tu vida y alcanzar la plenitud. Al aplicar las estrategias descritas en este capítulo y adoptar una actitud positiva y comprometida, puedes crear nuevas conexiones neuronales que te conduzcan hacia una vida más plena, feliz y libre.

Para comprender la reprogramación cerebral, es esencial adentrarnos un poco en el funcionamiento de nuestro cerebro.

Este órgano complejo alberga miles de millones de neuronas, conectadas entre sí por una intrincada red de sinapsis. Estas conexiones neuronales son las bases de nuestros pensamientos, emociones y comportamientos.

A lo largo de nuestra vida, estas conexiones se van modificando y fortaleciendo en respuesta a nuestras experiencias, creando patrones mentales que determinan nuestra forma de ver e interactuar con el mundo.

Sin embargo, estos patrones no son inmutables. Podemos, con esfuerzo y dedicación, reprogramar nuestro cerebro y crear nuevas conexiones neuronales que nos conduzcan hacia una vida más plena y satisfactoria.

Identificando los obstáculos: Patrones mentales limitantes

El primer paso en el camino hacia la reprogramación cerebral es identificar los patrones mentales que nos limitan. Estos patrones, a menudo fueron arraigados por experiencias tempranas o creencias erróneas.

Te puedes analizar a ti mism@, observando el volumen e intensidad de estas manifestaciones:

- **Pensamientos negativos recurrentes:** Demasiada autocrítica, pesimismo, y el estar rumiando el pasado.

- **Miedos irracionales:** Temor al fracaso, al rechazo, a la incertidumbre.

- **Creencias limitantes:** "No soy lo suficientemente bueno", "No merezco ser feliz", "El éxito es imposible para mí", o cosas similares.

Estos patrones mentales negativos pueden generar emociones como ansiedad, depresión y baja autoestima, impidiéndonos alcanzar nuestro máximo potencial.

Reprogramando tu mente: Estrategias para el cambio

La reprogramación cerebral no es un proceso mágico o instantáneo. Requiere compromiso, disciplina y la aplicación de estrategias efectivas.

A continuación, te presento algunas técnicas que puedes incorporar a tu vida:

- Atención plena y mindfulness: Esta práctica te permite entrenar tu mente para enfocarte en el presente, observando tus pensamientos y emociones sin juicio. Esto te ayuda a identificar patrones mentales negativos y a tomar distancia de ellos.

42

- Visualización creativa: La visualización consiste en crear imágenes mentales vívidas de tus metas y deseos. Al practicarla regularmente, fortaleces las conexiones neuronales asociadas a tus objetivos, aumentando las probabilidades de alcanzarlos.

- Afirmaciones positivas: Las afirmaciones son frases cortas y repetitivas que contienen declaraciones positivas sobre ti mismo y tus capacidades. Al repetirlas con convicción, puedes reprogramar tu mente subconsciente para creer en tu potencial y atraer experiencias positivas.

- Gratitud: Expresar gratitud por las cosas buenas en tu vida te ayuda a enfocarte en lo positivo y a cultivar una mentalidad más optimista. Esto genera mayor bienestar emocional y te abre a nuevas oportunidades.

Rodeándote de un entorno favorable

El entorno en el que te desenvuelves juega un papel crucial en tu proceso de reprogramación cerebral. Rodéate de personas positivas y que te apoyen en tu camino hacia el crecimiento personal. Evita situaciones tóxicas y entornos que refuercen patrones mentales negativos.

Recuerda:

- La reprogramación cerebral es un proceso continuo que requiere paciencia y perseverancia.

- No te desanimes por los tropiezos en el camino. Cada paso que das hacia adelante te acerca a tu meta.

- Celebra tus logros, sin importar cuán pequeños sean.

- Busca ayuda profesional si la necesitas. Un coach o psicólogo puede guiarte en este proceso de manera personalizada.

CAPITULO 12

cuando un dolor nos destruye

Tanía trece años cuando decidí que debía asesinar a mi padrastro, pero aún no sabía cómo hacerlo. Hasta que…

Cierto día para una tarea del colegio, estaba manipulando uno de esos pegamentos super fuertes, cuando una gotita me cayó en el dedo índice y al intentar limpiarme con el pulgar, resultaron ambos dedos adheridos por un tiempo que sentí eterno.

Incluso en un momento de desespero, llegué a creer que debería vivir el resto de la vida con los dedos así. Ahora que lo pienso bien, podría haberme llamado "el eterno OK".

Luego del susto y obviamente de poder separar los dedos, caí en cuenta que había descubierto una gran oportunidad para desaparecer al subyugador de mi madre.

Mi mamá conoció a mi padrastro cuando era una chica de 25 y yo tenía solo 4. Pero no habían pasado ni siquiera 6 meses y este sujeto ya había empezado a propinarle salvajes golpizas de manera casi sistemática, spero ella estaba embarazada de ese patán y en su lógica pueblerina, creyó que lo mejor que podía hacer era esforzarse 'mejor' para construir un hogar para mí y el nuevo bebé que venía en camino.

Logré tener una idea, que en ese momento parecía ser muy buena: Solo debía esparcir pegamento en la silla donde mi padrastro permanecía a oscuras, por horas, sentado con un cigarrillo en una mano y una copa de trago en la otra.

Cuando él se percatara que estaba adherido a la silla con algo invisible, debía apresurarme a lanzarle encima una buena cantidad del mismo pegamento en la cara, pues así sellaría también sus ojos.

La peor parte venía después, pero aun no me había decidido si lo mejor era rociarlo con gasolina para encenderlo en llamas, o era mejor golpearlo con un tubo de acero en la cabeza hasta que no respirara más. Tal vez ambas.

Al final… de toda esa cantidad de pegamento, gasolina, golpes con acero, cerillos y el coraje para hacerlo; no tenía nada, solo una profunda rabia y un deseo pasmoso e infantil de venganza.

Pero lo cierto es que, algo terrible y macabro se había entretejido de manera siniestra en la mente de un niño que llevaba la mayor parte de su vida padeciendo el miedo.

Yo había llegado a la conclusión que el odio y la venganza eran la mejor solución ante un dolor y miedo profundo.

Cuando pude observar, toda esa película donde se mezclaba drama, terror, suspenso, y hasta comedia (porque el plan de asesinato era muy tonto) pude apreciar a ese pequeño, pero sobre todo, sentir compasión por él. Amé a ese pequeño, y en cierta forma le di algún consejo maduro para afrontar su vida.

Y te cuento esto porque pude entender, que nosotros mismos debemos lograr simbiosis con nuestro yo del pasado; tanto para perdonarnos como para alentarnos a reconocer que tenemos esperanza.

Jesús en una ocasión llamó a sus conciudadanos: ¡Hipócritas! porque dicen amar a Dios, a quien no pueden ver, pero en realidad no son capaces siquiera de amar a su prójimo al que si pueden ver.

Y somos aun más hipócritas si ni siquiera somos capaces de amarnos y de sentir compasión por nosotros mismos.

mindfulness para contrarrestar el dolor

Un ejemplo, con respecto a la sensación de dolor físico, podría ser el de una persona con un fuerte malestar en la espalda, donde ese "¡No puedo soportar este maldito dolor!" a un nivel más preciso, son señales de padecimiento que enviamos al cerebro a través de 'puertas' nerviosas que se abren durante el suplicio y se cierran cuando ya no existe.

El mindfulness hace posible cerrar esas 'puertas del dolor' para que el cerebro deje de enviar este tipo de señales.

El dolor, en concepto general, es una sensación que no sentimos hasta ser interpretada por el cerebro, por tanto, ser conscientes del dolor nos ayuda a cambiar su interpretación de manera positiva, pues el cerebro utiliza información tanto de la mente como del cuerpo para descifrar las dolencias.

Mediante el uso de técnicas de mindfulness, cualquier persona puede alterar la relación de la mente con el dolor y controlar la información que se envía al cerebro.

Si nos concentramos en el malestar, aparecen sentimientos adicionales de estrés y preocupación, llegando adicionalmente a plagarnos de inseguridades sobre si

48

podremos seguir alzando pesas, si esto va a afectar nuestro empleo, si en algo se deteriorará nuestro futuro, y estos sentimientos secundarios se vuelven generalmente tan o más poderosos que el dolor físico inicial.

Así, sentimientos como ansiedad, desespero y tristeza toman mayor fuerza, llevando a la gente a una espiral descendente de tormento y agotamiento físico y mental.

Entonces las emociones negativas se vuelven más fuertes alterando la percepción mental del dolor y drenando nuestra energía y entusiasmo.

Tales sentimientos tienen el potencial de abrir las 'puertas del dolor' del cerebro y amplificar nuestro padecimiento.

La observación consciente del dolor no implica resignación al malestar corporal, simplemente significa aceptar la realidad tal como es, sin resistencia alguna.

Por lo tanto, en lugar de obsesionarnos con cuánto queremos que desaparezca el dolor, comenzamos a prestar atención intencional, a esa sensación de incomodidad entendiendo que los pensamientos negativos no solo son inútiles para aliviar el sufrimiento, sino que también agravan el estrés mental, la depresión y la ansiedad.

CAPITULO 14

es mejor estar preparados

Como ya vimos, si las crisis emocionales no son tratadas a tiempo, pueden derivar en dificultades peores que destruyen vidas por completo.

Y dichas crisis, son más execrables que un cáncer, pues no solo deterioran el cuerpo, sino que minan constantemente la felicidad, nos alejan de nuestros sueños y nos reprimen las ganas de crecer, y a veces incluso el deseo de vivir.

Ya sabemos que los problemas emocionales y mentales han escalado a un primer plano en el mundo de hoy, pero también la gente se ha dado cuenta, que no es un tabú pedir ayuda con los desafíos de la vida.

Ahora por favor entiende, que en cada desafío es cuando más debemos afianzar nuestras fortalezas personales, pues esos valores son trascendentales para ganarle la pugna a la dificultad.

Cuando reconocemos nuestras fortalezas a la luz de la consciencia, garantizamos decisiones más acertadas y evitamos ver la realidad de manera distorsionada.

Y entendamos bien que, ante cada dificultad, independiente del resultado, cada uno de nosotros siempre expresará algún tipo de fortaleza, las cuales son nuestras únicas armas.

<<ACTIVIDAD – LAS ARMAS>>

Te invito a recordar algún desafío difícil en tu vida, por favor escríbelo, ojalá detallado:

____

____

____

____

Recuerda cómo lo resolviste:

____

____

____

Ahora piensa en ese momento de dificultad, e identifica cuál fue tu mayor habilidad, no tienes afán pero reconócela bien:

____

____

Ahora, reconoce cuál es la(s) actividad(es) que más disfrutas hacer:

____

____

Contempla un par de minutos si esta actividad tiene algo que ver con tu habilidad para resolver la dificultad de antes.

Entonces ¿cuáles consideras que son tus mayores fortalezas en esta vida? (al menos 2):

____

____

____

Nadie debería enfrentar una batalla sin tener claras sus armas y sin vislumbrar las estrategias de su adversario, de lo contrario nos podemos ahogar en conmiseración o miedo. Así como dijo Rene Descartes (poco antes de morir): "Mi vida estuvo llena de desgracias, la mayoría de ellas jamás sucedieron."

CAPÍTULO 15

¿es preferible ser alguien especial o corriente?

Si algo tenemos en común todos los seres humanos, es el convencimiento de "ser especiales". Cada persona está sugestionada con eso, y así mismo a lo largo de los siglos casi todos han sufrido de este trastorno.

Escuchamos a los abuelos diciendo que sus tiempos fueron mejores, que ahora todo pasa más rápido, hablan sobre aquellos días maravillosos de antes... De hecho, sienten pena por los jóvenes de ahora y quienes vivieron antes que ellos pensaron y dijeron lo mismo, seguramente quienes hoy son jóvenes dirán lo mismo en unos años.

En cuanto a la religión, cada uno está en el camino correcto, cada uno es tan exclusivo que se encuentra entre los pocos elegidos del dios verdadero, el resto de humanos, aquellos que creen en otros dioses, o incluso en los mismos pero con distinto ajuste a la doctrina, simplemente están perdidos, indefectiblemente.

Y de la misma manera, cada ser humano se justifica y se empodera como dueño de la verdad absoluta, al mismo tiempo que se lastima con una percepción errada de sí mismo.

En ocasiones nuestra confianza es simulada, y a la vez nos auto reprendemos de forma demasiado cruel. Sufrimos en silencio con algún temor, alguna atadura, o un limitante que impide nuestro crecimiento y agobia de alguna manera nuestra vida. Esto nos avergüenza y es por eso que generalmente lo soportamos en silencio.

En ese sentido vamos de un extremo al otro, de ser hijos predilectos del único dios del universo a considerarnos brutos, buenos para nada y la persona con la peor suerte del mundo. Ese roce interno malogra nuestra mente, dejándonos desorientados, olvidamos nuestro propósito y desperdiciamos nuestras habilidades.

Así, terminamos en empleos que vacíos, en relaciones donde lo que más florece es la desdicha, perdiendo el tiempo en cosas que no tienen que ver con nuestros valores… en fin, acabamos en un lugar donde realmente no esperábamos estar nunca.

Pero nos aterra 'ser corrientes'…

…cuando lo cierto es que si percibimos realmente nuestro interior y nuestro entorno, nos damos cuenta que todo es solo energía, de lo más corriente, estamos unidos a la existencia de manera corriente, y este cuerpo, aunque muy valioso, es solamente un vehículo corriente para transitar por esta vida.

Discernir que somos parte del todo, es suficiente para entender que en esencia somos corrientes, como lo es la esencia del Todo. Como cuando Jesús dijo: "El todo nació de mí y yo soy parte del todo, si levantas una roca allí estaré, si partes una rama allí me hallarás".

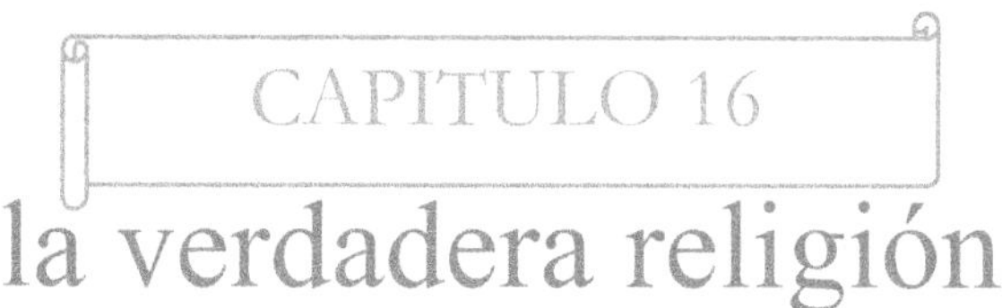

CAPITULO 16

la verdadera religión

A los cristianos les gusta de Cristo, lo mismo que a los budistas les gusta de Buda, y es que son personajes que parecen enviados de otro mundo.

Son como simples mensajeros sin ningún motivo para sí mismos, algo parecido al viento, el cual llega sin un propósito personal, sin nada que ver consigo mismo, pero con la fuerza de transformar todo su entorno, incluso estando enmudecidos.

Pero al igual que el viento, siendo un ser que nunca se adhiere a ningún lugar.

Esto es lo que se conoce en sanscrito como gatagata: 'Aquello que viene y se va'.

Y sorprendidos por su devoción natural con algo superior, nos preguntamos cómo es posible que estos seres tan corrientes, puedan ser a la vez tan diferentes al resto.

Estos budas, o estos cristos, nos enseñan aún hoy, más de dos mil años después, la forma de lograr conectarnos con la grandeza del universo, donde podemos llegar a tener poder con sencillez, sabiduría con carácter y fe con sensatez.

Demostrándonos así, que la fe real es aquella que enfocamos en nosotros mismos y así nos conectamos con el Dios que llevamos dentro y que es la esencia del Todo.

Lamentablemente la fe se ha convertido en algo que no es confianza sino miedo. Sobre ese pavor se construyen religiones falsas que le dan a las personas la percepción de tener una falda a la cual aferrarse en cualquier momento.

Lo que se podría llamar "religión verdadera" realmente más que una doctrina o filosofía, es un estilo de vida hacía la evolución del ser, pero lamentablemente, la mayoría de iglesias en el mundo, se han encargado de distorsionar el mensaje de Cristo y de Buda.

Por ejemplo, parafraseando al profesor Miceal Ledwith: "Son muchas las congregaciones que basan su doctrina únicamente en lo que está en la biblia, la cual cuenta menos del 20% de la vida de un Jesús que predica sobre el amor al prójimo, el perdón y la compasión.

Y aunque esto es completamente cierto, por encima de esa línea todo ha sido un tabú para sus seguidores, pues a ellos no les corresponde multiplicar los panes ni los peces, ni mucho menos calmar tormentas o resucitar a los muertos."

En libros distintos a los incluidos por la iglesia de Constantino en la biblia, está documentado que Judas Tomas (uno de los hermanos de Jesús) habría resucitado a 19 personas, mientras los libros bíblicos registran solo tres milagros de este tipo por parte del Cristo, también en la biblia hay registro de varios de los apóstoles haciendo muchos milagros, como Saulo de Tarso.

Con esto, Jesús nos demuestra que no estaba compitiendo con nadie, solo quería contarnos como se convirtió en un cristo y como cada uno puede

58

igualmente conseguirlo, su propósito es que desarrollemos nuestro potencial al máximo. Por eso, para mí, él es el más grande de todos los maestros.

CAPÍTULO 17

neuroplasticidad y supraconciencia

La neuroplasticidad es la capacidad del cerebro para reorganizarse y formar nuevas conexiones neuronales a lo largo de la vida.

Antes se pensaba que el cerebro era estático después de cierta edad, pero ahora sabemos que puede cambiar y adaptarse en respuesta a nuevas experiencias, aprendizajes y, crucialmente, a nuestra propia intención de cambiar.

Factores que Influyen en la Neuroplasticidad:

1.   Experiencias y Aprendizajes: Cada nueva experiencia y habilidad aprendida modifica las conexiones sinápticas en el cerebro.

2.   Enfoque y Atención: La atención y el enfoque en tareas específicas pueden fortalecer las redes neuronales asociadas.

3.   Emociones: Las emociones intensas, tanto positivas como negativas, pueden tener un impacto significativo en la reconfiguración neuronal.

4.   Repetición y Práctica: La repetición constante es clave para consolidar nuevas conexiones neuronales y hábitos.

Pero, ¿qué es la supraconciencia?

60

La supraconciencia es un estado de conciencia expandida que va más allá de los límites de la mente y el ego.

En este estado, trasciende la percepción individual y se experimenta una conexión profunda con la energía universal y la conciencia colectiva.

La supraconciencia no es un lugar o un destino final, sino un estado vibratorio al que podemos acceder a través de la observación y la meditación. Al cultivar la presencia en el momento y la desidentificación del ego, podemos disolver las barreras que nos separan de este estado trascendente.

En la supraconciencia, experimentamos una realidad fluida donde el tiempo y el espacio se disuelven, y se manifiesta tanto una profunda paz interior, como una comprensión mucho más amplia y una conexión profunda con todo lo que existe.

Y lo mejor de todo, es que la supraconciencia no es una experiencia reservada para unos pocos, sino que todos tenemos el potencial de acceder a ella.

A través de la práctica y la dedicación, podemos despertar a este estado superior de ser y transformar nuestras vidas en todos los aspectos.

Recordemos que Jesús dijo que cosas mayores a las que él había hecho, podríamos hacer los que entrenáramos un poco menos que él.

¿Y entrenar en qué? Pues Jesús y Buda entrenaban a su people, con un estilo de vida donde se debía básicamente mantener un equilibrio entre la mente, el cuerpo y el espíritu.

Lo cual solo se logra con potenciando nuestra neuroplasticidad y para esto debemos reprogramar nuestro cerebro, y aunque atrás hay otro capítulo sobre reprogramación cerebral.

Estrategias para la Reprogramación Cerebral

A continuación, te presento estrategias prácticas para la reprogramación cerebral, enfocadas en maximizar la neuroplasticidad y promover un cambio positivo y duradero.

1. Atención Plena y Meditación

La atención plena o mindfulness implica prestar atención al momento presente de manera intencional y sin juicio. La meditación mindfulness ha demostrado ser una herramienta poderosa para reprogramar el cerebro.

Cómo Practicar la Atención Plena

- Encuentra un Espacio Tranquilo: Siéntate en un lugar cómodo y sin distracciones.
- Concéntrate en la Respiración: Enfoca tu atención en tu respiración, observando cada inhalación y exhalación.
- Observa tus Pensamientos: Permite que los pensamientos fluyan sin aferrarte a ellos, simplemente observándolos.
- Regresa al Presente: Cada vez que te distraigas, gentilmente redirige tu atención a la respiración.

En todo caso, si deseas una guía, en youtube hay muy buenos profes de este tema.

La práctica regular de la atención plena puede modificar las estructuras cerebrales, aumentando la densidad de materia gris en áreas asociadas con la memoria, la empatía y la regulación emocional.

2. Ejercicio Físico Regular

El ejercicio no solo beneficia al cuerpo, sino también al cerebro. La actividad física aumenta la liberación de factores neurotróficos, como el BDNF (factor neurotrófico derivado del cerebro), que promueven la supervivencia y el crecimiento de neuronas.

Actividades Recomendadas

- Cardio: Correr, nadar o andar en bicicleta.

- Entrenamiento de Fuerza: Levantamiento de pesas o ejercicios con el propio peso corporal.

- Yoga y Pilates: Combinan ejercicio físico con atención plena y respiración.

Incorporar ejercicio regular en tu rutina diaria puede mejorar la memoria, reducir el estrés y fomentar un estado de ánimo positivo.

3. Nutrición y Sueño

La dieta y el sueño juegan roles cruciales en la salud cerebral. Un cerebro bien nutrido y descansado es más capaz de formar y fortalecer conexiones neuronales.

Consejos Nutricionales

- Ácidos Grasos Omega-3: Encontrados en pescados grasos, nueces y semillas, son esenciales para la salud cerebral.

- Antioxidantes: Consumir frutas y verduras ricas en antioxidantes puede proteger el cerebro del estrés oxidativo.

- Hidratación: Mantén una adecuada ingesta de agua para un funcionamiento óptimo del cerebro.

Mejora del Sueño

- Rutina de Sueño Consistente: Acuéstate y despiértate a la misma hora todos los días, obviamente algunas veces habrá excepciones.

- Entorno de Sueño Adecuado: Asegúrate de que tu dormitorio sea oscuro, silencioso y fresco.

- Desconexión Digital: Evita dispositivos electrónicos al menos una hora antes de acostarte.

4. Aprendizaje Continuo y Creatividad

Mantener el cerebro activo a través del aprendizaje continuo y actividades creativas puede estimular la neuroplasticidad.

Ideas para el Aprendizaje y la Creatividad

- Aprender un Nuevo Idioma: Estimula áreas cerebrales involucradas en la memoria y la cognición.

- Tocar un Instrumento Musical: Mejora la coordinación y la creatividad.

- Actividades Artísticas: Pintar, escribir o cualquier forma de arte puede fortalecer las conexiones neuronales.

5. Conexiones Sociales y Relaciones Saludables

Las interacciones sociales y las relaciones positivas son fundamentales para una salud mental y cerebral óptima. La soledad y el aislamiento pueden tener efectos negativos en el cerebro, mientras que las relaciones positivas pueden fortalecer las conexiones neuronales.

Cultivando Relaciones Saludables

- Tiempo de Calidad: Dedica tiempo a estar con amigos y familiares.

- Comunicación Abierta: Fomenta una comunicación honesta y abierta en tus relaciones.

- Apoyo Mutuo: Brinda y recibe apoyo emocional y práctico.

Práctica Integrada: Un Plan de Acción Diario

Para facilitar la implementación de estas estrategias, aquí hay un plan de acción diario que puedes seguir:

>>> Mañana:

- Practica 10 minutos de meditación mindfulness.

- Desayuna alimentos ricos en antioxidantes y ácidos grasos omega-3.

- Realiza 30 minutos de ejercicio físico.

>>> Tarde:

- Dedica tiempo al aprendizaje, como leer un libro o aprender una nueva habilidad.

- Almuerza alimentos nutritivos y mantente bien hidratado.

- Participa en una actividad creativa, como escribir o dibujar.

>>> Noche:

- Cena ligera y balanceada.

- Pasa tiempo de calidad con seres queridos.

- Desconéctate de dispositivos electrónicos al menos una hora antes de acostarte.

- Practica una rutina de relajación, como tomar un baño caliente o leer un libro tranquilo.

Conclusión

Dado que nuestro cerebro, por naturaleza, tiende a resistirse al cambio, este se aferra siempre a patrones que le son familiares, incluso si estos son limitantes o totalmente negativos.

La reprogramación cerebral, como ya vimos, consiste en modificar los patrones neuronales para crear nuevos mapas mentales más positivos y empoderadores.

Al hacerlo, nos abrimos a nuevas posibilidades y nos acercamos a la experiencia de la supraconciencia.

Para acceder a la supraconciencia, necesitamos desactivar el piloto automático en el que vivimos y tomar control consciente de nuestro cerebro.

En resumen, la reprogramación cerebral es la llave que nos abre la puerta a la supraconciencia.

Al transformar nuestros patrones mentales, creamos las condiciones necesarias para experimentar este estado trascendente de ser y conectarnos con la esencia misma de la realidad.

Solo me queda invitarte para que te embarques en este viaje de transformación personal a través de la observación, la meditación y la práctica consciente y así puedas reprogramar tu cerebro y despertar tu verdadero potencial y experimentar la vida en toda su plenitud.

Gracias

Ha sido un agrado este corto viaje contigo, espero que el texto haya sido para vos, una motivación para hacerle algunos ajustes al rumbo de tu proyecto de vida, ojala te sirva de motivación para algunos cambios que te ayuden a descubrir, aún más, tu potencial como ser humano.

Espero sigamos en contacto y nos convirtamos en multiplicadores de la fe y de conexiones conscientes, pues la humanidad necesita muchas más personas impregnadas de luz para evolucionar a nuestra siguiente etapa.

Por tanto, es imperativo tomar el control de nuestra propia vida y colaborar con otros a descubrir algo que ya está en nuestro interior. Como lo dijo Jesús el cristo:

"Nadie enciende una lámpara para luego ponerla en un lugar escondido o cubrirla con un cajón, sino que la coloca sobre la mesa, para que todo el que entre tenga luz."

Estemos en contacto:

www.soslibertad.pro

profesor@soslibertad.pro

yarodburgos@gmail.com

https://www.linkedin.com/in/yarod/